Guide de Guérison Globale

Pratiques pour la Santé Mentale, Physique et Spirituelle

Par

Alex Durant

Table des matières :

Outils Spirituels pour la Guérison : Bougie de l'Oreille, Cristaux et Mantras
CONCLUSION

INTRODUCTION

La vie est une aventure complexe et exigeante, parsemée de hauts et de bas qui mettent à l'épreuve notre santé mentale, physique et spirituelle. Face aux défis du monde moderne, il est essentiel de prendre soin de ces trois facettes de notre être pour vivre une vie épanouissante et équilibrée.

Ce guide de guérison globale a été conçu pour vous offrir un aperçu approfondi des pratiques saines qui favorisent la santé mentale, physique et spirituelle. Chacune de ces dimensions interagit avec les autres, et l'équilibre entre elles est la clé pour une vie heureuse et en harmonie.

Dans les sections qui suivent, vous découvrirez des outils, des techniques et des pratiques qui vous aideront à cultiver la sérénité mentale, à renforcer votre bien-être physique et à nourrir votre âme. Que vous cherchiez à gérer le stress, à améliorer votre condition physique ou à explorer votre spiritualité, ce guide vous fournira des informations complètes pour vous accompagner dans votre voyage de guérison.

Nous vous invitons à explorer chaque aspect de la guérison globale à votre rythme, à choisir les pratiques qui résonnent le plus avec vous et à personnaliser votre cheminement. La guérison est un voyage personnel, et ce guide est conçu pour vous aider à trouver votre propre voie vers une vie équilibrée et épanouissante.

Préparez-vous à découvrir des pratiques qui vous aideront à vous épanouir sur tous les plans de votre être, à vivre en pleine conscience et à évoluer vers une meilleure version de vous-même. La guérison globale commence ici, avec vous.

Avertissement

Les informations fournies dans ce guide de guérison globale sont destinées à des fins éducatives et informatives uniquement. Elles ne remplacent en aucun cas les conseils médicaux, psychologiques ou spirituels dispensés par des professionnels de la santé et du bien-être.

Chaque individu est unique, et les pratiques de guérison mentionnées dans ce guide peuvent ne pas convenir à tout le monde. Avant de commencer toute nouvelle pratique, il est fortement recommandé de consulter un professionnel de la santé ou du bien-être, en particulier si vous avez des problèmes de santé préexistants.

Les résultats de ces pratiques peuvent varier d'une personne à l'autre, et il est important de faire preuve de prudence et d'écouter votre propre corps et esprit. Les pratiques spirituelles doivent être abordées avec respect et intégrité.

Ce guide a été conçu pour vous donner un aperçu des différentes pratiques de guérison globale, mais il ne remplace pas un suivi médical ou thérapeutique approprié. En cas de doute ou de préoccupations concernant votre santé physique, mentale ou spirituelle, veuillez consulter un professionnel qualifié.

L'utilisation de ces informations est à votre propre discrétion et responsabilité. Nous déclinons toute responsabilité pour les conséquences de l'utilisation ou de l'interprétation des informations fournies dans ce guide.

Guérison mentale

Méditation

Définition

La méditation est une pratique ancienne qui vise à entraîner l'esprit à se concentrer pleinement sur le moment présent. Elle peut être utilisée pour apaiser l'esprit, réduire le stress et améliorer la concentration. C'est un état de conscience caractérisé par une attention soutenue à un objet de méditation, que ce soit la respiration, une image mentale, un son, ou simplement la sensation de l'instant présent.

La méditation peut être pratiquée de différentes manières, mais son essence réside dans la pleine conscience et l'attention portée à l'instant présent. Elle ne consiste pas nécessairement à vider l'esprit de toutes pensées, mais plutôt à observer les pensées qui viennent et passent, sans jugement ni attachement.

Techniques

Il existe de nombreuses techniques de méditation, chacune ayant ses propres caractéristiques. Voici quelques-unes des plus courantes :

- **Méditation de pleine conscience (mindfulness)** : Cette technique consiste à porter une attention bienveillante à tout ce qui se passe dans l'instant présent. On observe ses pensées, ses émotions, les sensations corporelles, sans jugement. La respiration est souvent utilisée comme point d'ancrage.
- **Méditation transcendantale** : Cette méthode repose sur la répétition silencieuse d'un mantra, un mot ou un son, pour atteindre un état de tranquillité intérieure.
- **Méditation guidée** : Dans cette approche, un enseignant ou un enregistrement audio guide la méditation en proposant des instructions verbales pour visualiser

un scénario paisible ou se concentrer sur des sensations spécifiques.

- **Méditation zen** : D'origine japonaise, elle se caractérise par la pratique du zazen, où l'on s'assoit en position du lotus et se concentre sur la respiration.
- **Méditation Vipassana** : Une pratique issue du bouddhisme qui consiste à observer les sensations corporelles pour développer la pleine conscience.
- **Méditation de la compassion (mettā)** : Il s'agit de cultiver des sentiments de bienveillance et de compassion envers soi-même et les autres.
- **Méditation transcendantale** : Basée sur la répétition silencieuse d'un mantra personnel, cette technique vise à atteindre un état de conscience profonde.
- **Méditation de la gratitude** : En se concentrant sur ce pour quoi on est reconnaissant, on favorise un état d'esprit positif.

Avantages

La méditation offre de nombreux avantages mentaux, dont les suivants :

- **Réduction du stress** : La méditation permet de calmer le système nerveux, de réduire la production de cortisol (l'hormone du stress) et d'augmenter la production de sérotonine (l'hormone du bonheur).
- **Amélioration de la concentration** : En entraînant votre esprit à se concentrer sur un point spécifique, la méditation renforce votre capacité à vous concentrer sur des tâches quotidiennes.
- **Réduction de l'anxiété et de la dépression** : La méditation favorise la régulation des émotions, ce qui peut réduire les symptômes de l'anxiété et de la dépression.
- **Clarté mentale** : En méditant régulièrement, vous pouvez développer une plus grande clarté mentale, une meilleure prise de décision et une perspective plus objective sur les événements de la vie.
- **Meilleure gestion des émotions** : La méditation aide à mieux comprendre vos émotions et à les gérer de manière plus constructive, en évitant les réactions impulsives.
- **Amélioration du sommeil** : La pratique de la méditation peut

favoriser un sommeil plus profond et réparateur.

- **Renforcement de la résilience** : La méditation renforce votre résilience face aux défis de la vie, en développant une perspective plus positive et une capacité à faire face aux situations stressantes.

La méditation est une pratique qui nécessite de la régularité pour en récolter les bienfaits. Plus vous méditez, plus vous développerez votre capacité à rester calme, concentré et équilibré dans votre vie quotidienne. Elle peut être un outil précieux pour améliorer votre santé mentale, votre bien-être émotionnel et votre qualité de vie globale.

Thérapie

Types de thérapie

Il existe divers types de thérapie, chacun ayant des approches et des techniques spécifiques pour aider les individus à résoudre des problèmes émotionnels, mentaux et comportementaux. Voici quelques-uns des types de thérapie les plus courants :

- **Thérapie cognitivo-comportementale (TCC)** : Cette approche se concentre sur l'identification et la modification des schémas de pensée négatifs et des comportements problématiques. Elle vise à promouvoir des réponses émotionnelles plus saines.
- **Thérapie analytique (psychanalyse)** : Fondée sur les

enseignements de Sigmund Freud, la thérapie analytique explore les pensées inconscientes et les émotions refoulées pour mieux comprendre les comportements et les symptômes.

- **Thérapie de groupe** : Les séances de groupe offrent un espace pour partager et résoudre des problèmes avec le soutien de pairs qui traversent des expériences similaires.
- **Thérapie familiale** : Cette forme de thérapie se concentre sur les relations familiales et vise à résoudre les conflits, à améliorer la communication et à favoriser la compréhension mutuelle.
- **Thérapie de couple (thérapie conjugale)** : Elle vise à résoudre les conflits et les problèmes au sein d'une relation amoureuse ou conjugale.
- **Thérapie existentielle** : Cette approche philosophique explore des questions profondes sur la vie, le sens de l'existence et la recherche de la réalisation personnelle.
- **Thérapie interpersonnelle (TIP)** : Elle se concentre sur les relations

interpersonnelles et la façon dont elles influencent la santé mentale.

- **Thérapie centrée sur la personne (thérapie humaniste)** : Elle encourage l'auto-exploration et l'auto-réflexion pour aider les individus à devenir plus authentiques et épanouis.

Rôle du thérapeute

Le professionnel de la santé mentale joue un rôle essentiel dans le processus de guérison. Il est formé pour offrir un soutien, une écoute attentive et des compétences thérapeutiques spécifiques pour aider les individus à surmonter leurs défis émotionnels et mentaux.

Le rôle du thérapeute comprend les éléments suivants :

- **Écoute empathique** : Le thérapeute crée un espace sûr pour que le patient puisse s'exprimer librement et sans jugement.
- **Diagnostic et évaluation** : Le professionnel évalue les besoins du patient, identifie les problèmes sous-jacents et propose un plan de traitement approprié.

- **Orientation et enseignement** : Le thérapeute offre des conseils, des stratégies et des compétences pour aider le patient à mieux comprendre et gérer ses émotions, ses pensées et ses comportements.
- **Soutien émotionnel** : Il fournit un soutien émotionnel pendant les moments difficiles et guide le patient vers des solutions constructives.

Objectifs

Les objectifs de la thérapie varient en fonction du type de thérapie et des besoins du patient. Cependant, voici quelques objectifs généraux de la thérapie :

- **Résolution de problèmes** : La thérapie vise à identifier et à résoudre les problèmes émotionnels et mentaux qui affectent la qualité de vie du patient.
- **Exploration des émotions** : Elle encourage le patient à explorer et à comprendre ses émotions, ce qui peut aider à la gestion des réponses émotionnelles.
- **Recherche de solutions** : La thérapie propose des solutions et des stratégies pour faire face aux

défis, améliorer la santé mentale et développer un meilleur bien-être global.

- **Renforcement de la santé mentale** : Elle vise à renforcer la résilience, à améliorer la santé mentale et à favoriser une meilleure qualité de vie.
- **Amélioration des relations** : En thérapie familiale ou de couple, l'objectif est souvent d'améliorer les relations et de favoriser la communication et la compréhension mutuelle.

En travaillant en collaboration avec un professionnel de la santé mentale, les individus peuvent atteindre ces objectifs et surmonter les défis qui entravent leur bien-être émotionnel et mental. La thérapie offre un espace sûr pour explorer, comprendre et résoudre des problèmes, ce qui peut conduire à une vie plus épanouissante et équilibrée.

Journaling

Utilité du journaling

Le journaling, ou tenue d'un journal, est une pratique qui consiste à écrire régulièrement ses pensées, émotions, et préoccupations. Cette activité offre de nombreux avantages pour la santé mentale et émotionnelle. Elle permet d'exprimer ce qui est souvent difficile à dire à voix haute, de décharger ses émotions et de prendre du recul sur les événements de la vie.

Le journaling offre un espace privé pour la réflexion personnelle, la résolution de problèmes et la gestion du stress. En mettant par écrit vos pensées et vos émotions, vous pouvez gagner en clarté sur ce qui se passe dans votre esprit, ce qui peut contribuer à une meilleure compréhension de vous-même et de vos réactions face à différentes situations.

Affirmations positives

Une pratique particulièrement bénéfique du journaling consiste à inclure des affirmations positives. Les affirmations sont des déclarations courtes et positives sur vous-même, vos compétences ou votre vision de la vie. Les inclure dans votre journal peut renforcer votre santé mentale en favorisant un état d'esprit positif et en stimulant la confiance en vous.

Écrire des affirmations positives peut aider à changer votre perception de vous-même et à construire une image plus saine et plus confiante. Les affirmations peuvent être utilisées pour lutter contre les pensées négatives et autodestructrices, en les remplaçant par des pensées encourageantes et constructives. Par exemple, vous pouvez écrire des affirmations comme "Je suis digne de bonheur et de succès" ou "Je mérite l'amour et le respect."

Pratique quotidienne

La clé pour maximiser les bienfaits du journaling est d'en faire une pratique quotidienne. En réservant un moment chaque jour pour écrire dans votre journal, vous pouvez suivre votre évolution, exprimer vos émotions en temps réel, et prendre du recul sur les défis et les réussites de votre vie. Cette pratique régulière peut vous aider à maintenir un équilibre émotionnel, à renforcer votre confiance en vous, et à développer une meilleure compréhension de vous-même.

L'acte d'écrire lui-même peut être une forme de catharsis, vous permettant de libérer le stress et de traiter vos émotions de manière constructive. Le journaling est un outil puissant pour la croissance personnelle, la gestion du stress et la préservation de la santé mentale. Pour en tirer le meilleur parti, engagez-vous à en faire une pratique quotidienne, même si cela ne prend que quelques minutes par jour.

Pratique de la pleine conscience

Pleine conscience en mouvement

La pleine conscience n'est pas réservée aux moments de méditation statique. Elle peut également être intégrée dans des activités en mouvement, telles que le yoga, le tai chi ou le qi gong. Cette approche est connue sous le nom de "pleine conscience en mouvement" et vise à porter une attention consciente à chaque geste, à chaque mouvement, et à la respiration pendant l'exercice.

Yoga : Le yoga combine des postures, des mouvements fluides et une respiration consciente pour améliorer la flexibilité, la force et la stabilité physique, tout en cultivant la pleine conscience. Chaque posture est accompagnée d'une respiration consciente qui aide à calmer l'esprit.

Tai Chi : Le tai chi est une pratique chinoise ancienne qui consiste en une série de mouvements lents et gracieux. Chaque mouvement est effectué en pleine conscience, en synchronisation avec la respiration, favorisant ainsi la relaxation et l'équilibre.

Qi Gong : Le qi gong est une pratique similaire au tai chi, axée sur la coordination des mouvements et de la respiration pour favoriser la circulation de l'énergie vitale. C'est une forme de méditation en mouvement qui promeut la sérénité mentale et la détente.

Réduction du stress

La pleine conscience est un outil puissant pour réduire le stress. En portant une attention consciente à l'instant présent, on diminue l'activité du système nerveux sympathique (responsable de la réaction au stress) et on active le système nerveux parasympathique (responsable de la relaxation). Cela entraîne une diminution du rythme cardiaque, de la pression artérielle et de la production de cortisol, l'hormone du stress.

La pleine conscience favorise également une attitude positive en encourageant la focalisation sur les aspects positifs de la vie, même dans les moments difficiles. Elle permet de prendre du recul par rapport aux pensées négatives, de les observer sans jugement et de les laisser passer.

Techniques de respiration

La respiration est au cœur de la pleine conscience. La pratique de la respiration consciente consiste à porter une attention délibérée à chaque inspiration et expiration. Elle permet de se recentrer sur le moment présent et de calmer l'esprit.

Parmi les techniques de respiration, la respiration profonde est particulièrement efficace pour réduire le stress et favoriser la relaxation. Vous pouvez pratiquer la respiration abdominale en inspirant lentement par le nez, en faisant en sorte que votre abdomen se gonfle, puis en expirant doucement par la bouche. Cette technique peut être utilisée à tout moment de la journée pour apaiser le stress et favoriser la pleine conscience.

La pleine conscience en mouvement, la réduction du stress et les techniques de respiration sont des éléments essentiels de la pratique de la pleine conscience. Elles peuvent contribuer à une meilleure santé mentale et émotionnelle, à une attitude positive et à une réduction significative du stress.

Hypnothérapie

Fonctionnement de l'hypnothérapie

L'hypnothérapie est une méthode qui exploite l'état de conscience modifié, connu sous le nom d'hypnose, pour travailler sur les schémas de pensée, les comportements et les émotions d'une personne. Lors d'une séance d'hypnothérapie, le praticien utilise des techniques pour induire un état de relaxation profonde, ce qui permet d'accéder à l'inconscient de la personne.

Lorsque le patient est dans cet état d'hypnose, il est plus réceptif aux suggestions positives et aux changements de pensées. L'hypnothérapeute peut travailler sur des objectifs spécifiques, tels que la gestion de la douleur, la réduction du stress, la perte de poids, le sevrage tabagique, ou encore la gestion des phobies. En modifiant les schémas de pensée et en suggérant des comportements plus sains, l'hypnothérapie peut aider le patient à atteindre ses objectifs.

Applications

L'hypnothérapie peut être efficace dans de nombreux domaines, notamment :

- **Gestion de la douleur** : L'hypnose peut aider à réduire la perception de la douleur, que ce soit pour une douleur chronique, lors d'une intervention médicale, ou lors de l'accouchement.
- **Perte de poids** : En travaillant sur les habitudes alimentaires, les comportements alimentaires compulsifs, et la motivation pour l'exercice, l'hypnothérapie peut faciliter la perte de poids durable.
- **Arrêt du tabac** : L'hypnose peut aider à surmonter les dépendances, comme le tabagisme, en renforçant la volonté et en réduisant les envies.
- **Gestion du stress et de l'anxiété** : Elle offre des techniques de relaxation pour gérer le stress et les troubles anxieux.

- **Gestion des phobies** : L'hypnothérapie peut aider à désensibiliser les phobies, en réduisant la réaction émotionnelle excessive à des stimuli spécifiques.
- **Amélioration des performances** : Les athlètes et les professionnels peuvent utiliser l'hypnose pour renforcer la confiance, la concentration et la motivation.

Séances avec un professionnel

Pour des résultats optimaux en hypnothérapie, il est fortement recommandé de consulter un hypnothérapeute certifié. Un professionnel de l'hypnothérapie est formé pour utiliser des techniques hypnotiques de manière sécuritaire et efficace, en personnalisant la thérapie pour les besoins spécifiques de chaque patient.

Les séances avec un hypnothérapeute certifié offrent un espace confidentiel pour travailler sur les problèmes individuels et pour recevoir des suggestions positives qui peuvent favoriser le changement. La relation de confiance entre le patient et l'hypnothérapeute est essentielle pour maximiser les bienfaits de l'hypnothérapie.

Si vous envisagez l'hypnothérapie comme une option, assurez-vous de trouver un professionnel qualifié et certifié pour une expérience positive et efficace.

Guérison physique

Alimentation équilibrée

Principes de base

Une alimentation équilibrée est essentielle pour maintenir une bonne santé physique et mentale. Elle repose sur quelques principes de base :

- **Variété** : Consommez une variété d'aliments pour obtenir une gamme complète de nutriments. Incluez des fruits, des légumes, des protéines maigres (comme les poissons, le poulet, le tofu), des grains entiers (comme le riz brun, le quinoa), des légumineuses (comme les haricots et les lentilles), des produits laitiers faibles en matières grasses ou des alternatives non laitières.
- **Équilibre** : Assurez-vous que votre alimentation contient une proportion

adéquate de chaque groupe alimentaire. Les glucides, les protéines et les graisses doivent être équilibrés. Évitez les excès de sucre, de sel et de graisses saturées.

- **Modération** : Mangez avec modération pour éviter la suralimentation. Portionnez vos repas pour éviter de manger en excès.
- **Hydratation** : Buvez suffisamment d'eau pour rester hydraté. L'eau est essentielle pour de nombreuses fonctions corporelles, y compris le fonctionnement du cerveau.

Utilisation d'aromathérapie

L'aromathérapie est une pratique qui consiste à utiliser des huiles essentielles extraites de plantes pour stimuler le bien-être physique et mental. Bien que l'aromathérapie ne soit pas directement liée à l'alimentation, elle peut être utilisée de manière complémentaire pour favoriser une alimentation équilibrée.

Certaines huiles essentielles, comme la menthe poivrée, le citron, ou la lavande, peuvent être utilisées pour améliorer le goût des aliments ou pour réduire les envies de sucre. Par exemple, une goutte d'huile essentielle de citron dans de l'eau peut ajouter une saveur rafraîchissante à votre boisson et favoriser la digestion.

Cependant, il est essentiel de faire preuve de prudence lors de l'utilisation d'huiles essentielles dans l'alimentation, car elles sont très concentrées. Assurez-vous de choisir des huiles essentielles de qualité alimentaire et de suivre les recommandations de dosage appropriées. Certaines personnes peuvent être sensibles aux huiles essentielles, il est donc préférable de consulter un professionnel de la santé ou de l'alimentation avant de les utiliser de manière régulière dans votre alimentation.

Une alimentation équilibrée combinée à l'aromathérapie peut favoriser un bien-être global en stimulant les sens, en améliorant la digestion et en encourageant des choix alimentaires plus sains.

Exercice régulier

Avantages de l'exercice

L'exercice régulier apporte de nombreux avantages pour la santé physique et mentale. Voici quelques-uns de ces bienfaits :

- **Réduction du stress** : L'exercice libère des endorphines, des hormones du bien-être, qui réduisent le stress et favorisent une sensation de calme et de bonheur.
- **Amélioration du sommeil** : L'activité physique régulière peut favoriser un sommeil plus profond et réparateur. Elle contribue à réguler le rythme circadien et à réduire l'insomnie.
- **Augmentation de l'énergie** : L'exercice améliore la circulation

sanguine, ce qui apporte plus d'oxygène et de nutriments aux cellules. Cela peut augmenter l'énergie et la vitalité.

- **Amélioration de la santé cardiaque** : L'exercice cardiovasculaire renforce le cœur, abaisse la pression artérielle, et réduit le risque de maladies cardiaques.
- **Renforcement musculaire** : L'activité physique renforce les muscles, ce qui favorise une meilleure posture, une mobilité accrue et une réduction des douleurs musculaires.

Pratiques recommandées

Certaines pratiques d'exercice, telles que le yoga, le tai chi et le qi gong, combinent à la fois l'exercice physique et la relaxation. Elles sont particulièrement bénéfiques pour la santé mentale et physique.

Yoga : Le yoga est une discipline qui associe des postures physiques, la respiration consciente et la méditation. Il favorise la flexibilité, la force, la détente et la stabilité mentale.

Tai Chi : Le tai chi est un art martial chinois caractérisé par des mouvements lents et gracieux. Il renforce l'équilibre, la coordination et favorise la relaxation.

Qi Gong : Le qi gong est une pratique chinoise qui combine des mouvements fluides, la respiration consciente et la méditation pour stimuler la circulation d'énergie vitale dans le corps.

Ces pratiques encouragent la pleine conscience en mouvement, qui aide à calmer l'esprit, à réduire le stress et à favoriser l'équilibre émotionnel. En les intégrant dans votre routine d'exercice, vous pouvez maximiser les bienfaits de l'activité physique pour votre santé physique et mentale.

Sommeil adéquat

Importance du sommeil

Le sommeil est essentiel pour la récupération et la régénération du corps. Pendant le sommeil, de nombreux processus physiologiques importants ont lieu, contribuant à une meilleure santé physique et mentale. Voici quelques raisons pour lesquelles un sommeil adéquat est crucial :

- **Récupération musculaire** : Le sommeil favorise la réparation et la croissance des tissus musculaires, ce qui est essentiel pour la récupération après l'exercice.
- **Renouvellement cellulaire** : Pendant le sommeil, le corps se consacre à la régénération cellulaire, aidant à éliminer les déchets

métaboliques et à maintenir la santé des cellules.

- **Renforcement du système immunitaire** : Le système immunitaire est renforcé pendant le sommeil, ce qui permet de lutter plus efficacement contre les infections et les maladies.
- **Consolidation de la mémoire** : Le sommeil améliore la consolidation de la mémoire, favorisant l'apprentissage et la résolution de problèmes.
- **Équilibre hormonal** : Le sommeil régule les hormones, y compris celles qui contrôlent l'appétit, le stress et la croissance.

Conseils pour améliorer le sommeil

Pour améliorer la qualité de son sommeil, il est important d'établir une routine de sommeil saine. Voici quelques conseils pour favoriser un sommeil réparateur :

- **Horaire régulier** : Essayez de vous coucher et de vous réveiller à la même heure tous les jours, même les week-ends. Cela régule l'horloge biologique interne.

- **Créez un environnement propice au sommeil** : Assurez-vous que votre chambre est sombre, calme et à une température confortable. Utilisez des rideaux occultants, des bouchons d'oreilles, ou un masque de sommeil si nécessaire.
- **Limitez la caféine et l'alcool** : Évitez la caféine et l'alcool plusieurs heures avant le coucher, car ils peuvent perturber le sommeil.
- **Évitez les écrans électroniques** : La lumière bleue des écrans d'ordinateur, de téléphone et de télévision peut perturber la production de mélatonine, une hormone du sommeil. Évitez les écrans au moins une heure avant le coucher.
- **Pratiquez la relaxation** : La méditation, la respiration profonde, ou le yoga peuvent aider à détendre le corps et l'esprit avant de se coucher.
- **Faites de l'exercice régulièrement** : L'exercice physique régulier favorise un sommeil de meilleure qualité, mais évitez les séances d'entraînement intenses juste avant de vous coucher.

En suivant ces conseils et en accordant de l'importance à la qualité de votre sommeil, vous pouvez favoriser une meilleure santé physique et mentale. Le sommeil adéquat est un pilier essentiel pour un bien-être global.

Acupuncture

Principe de l'acupuncture

L'acupuncture est une pratique médicale traditionnelle chinoise qui repose sur le principe de la circulation de l'énergie vitale, appelée le "qi" (prononcé "tchi"), à travers des canaux d'énergie appelés méridiens. L'acupuncture vise à rétablir l'équilibre de cette énergie dans le corps. Pour ce faire, des aiguilles fines et stériles sont insérées à des points spécifiques le long des méridiens.

Le but de l'acupuncture est de stimuler ces points afin de débloquer l'énergie stagnante, de renforcer l'énergie affaiblie, et de rétablir l'harmonie du corps. Lorsque les aiguilles sont insérées, cela peut provoquer une sensation de picotement ou de lourdeur, mais cela est généralement indolore.

Applications

L'acupuncture a une large gamme d'applications dans le traitement de divers problèmes de santé. Parmi les affections couramment traitées par l'acupuncture, on trouve :

- **Douleur chronique** : L'acupuncture est souvent utilisée pour soulager la douleur chronique, telle que celle due à l'arthrite, la migraine, les douleurs dorsales, ou les douleurs musculaires.
- **Troubles du système musculo-squelettique** : Elle peut aider à améliorer la mobilité et à réduire l'inflammation dans les problèmes articulaires, les entorses, et les tensions musculaires.
- **Stress et anxiété** : L'acupuncture peut réduire le stress et l'anxiété en favorisant la relaxation et en équilibrant le système nerveux.
- **Problèmes digestifs** : Elle est utilisée pour traiter les troubles gastro-intestinaux, tels que le syndrome du côlon irritable, la

constipation, et les brûlures d'estomac.

- **Troubles du sommeil** : L'acupuncture peut favoriser un sommeil de meilleure qualité en régulant les déséquilibres énergétiques qui peuvent perturber le sommeil.

L'acupuncture est souvent pratiquée en complément d'autres formes de traitement médical, et de plus en plus de professionnels de la santé reconnaissent ses avantages. Avant de commencer un traitement d'acupuncture, il est recommandé de consulter un acupuncteur agréé pour discuter de vos besoins spécifiques et de vos objectifs de traitement.

Guérison par les plantes

Utilisation des plantes médicinales

Les plantes médicinales ont été utilisées depuis des millénaires pour soutenir la santé physique et mentale. Elles offrent une variété de moyens pour apporter des bienfaits à l'organisme. Voici quelques-unes des manières courantes d'utiliser les plantes médicinales :

- **Infusions** : Les infusions sont des boissons préparées en faisant infuser des parties de plantes, telles que les feuilles, les fleurs ou les racines, dans de l'eau chaude. Les tisanes sont couramment utilisées pour favoriser la digestion, calmer les nerfs, ou soulager les maux de gorge.

- **Application topique** : Certaines plantes médicinales peuvent être appliquées directement sur la peau sous forme d'huiles, de baumes ou de cataplasmes. Cela peut aider à soulager les douleurs musculaires, les irritations cutanées, ou à favoriser la cicatrisation.
- **Compléments alimentaires** : Les extraits de plantes sont souvent disponibles sous forme de compléments alimentaires, tels que des gélules ou des poudres. Ces compléments peuvent être pris par voie orale pour soutenir la santé, par exemple en renforçant le système immunitaire ou en réduisant l'inflammation.

Les plantes médicinales contiennent des composés actifs qui offrent divers bienfaits pour la santé. Cependant, il est important de les utiliser avec précaution et de consulter un professionnel de la santé ou un herboriste qualifié avant de les intégrer à votre routine, notamment si vous prenez d'autres médicaments ou si vous avez des problèmes de santé spécifiques. Les plantes médicinales peuvent être une ressource précieuse pour soutenir la santé physique, mais elles doivent être utilisées de manière éclairée.

Aromathérapie

Huiles essentielles

L'aromathérapie est une méthode de soin qui repose sur l'utilisation d'huiles essentielles, qui sont des extraits concentrés de plantes. Ces huiles essentielles sont utilisées pour stimuler le bien-être physique et émotionnel en influençant les sens, notamment l'odorat. Voici comment fonctionne l'aromathérapie avec les huiles essentielles :

- **Huiles essentielles** : Les huiles essentielles sont extraites à partir de différentes parties des plantes, telles que les feuilles, les fleurs, les écorces, et les racines. Chacune possède des propriétés et des arômes spécifiques. Par exemple, l'huile essentielle de lavande est connue pour son parfum apaisant, tandis que l'huile essentielle de menthe poivrée est revigorante.

- **Utilisation en aromathérapie** : Les huiles essentielles peuvent être utilisées en aromathérapie de plusieurs manières. L'une des méthodes les plus courantes est la diffusion, où les huiles sont diffusées dans l'air à l'aide d'un diffuseur. Inhaler les arômes des huiles essentielles peut avoir un impact immédiat sur l'état d'esprit, la relaxation, et même la concentration.
- **Application topique** : Certaines huiles essentielles peuvent être appliquées directement sur la peau, généralement diluées dans une huile de support. Cela peut aider à soulager des problèmes spécifiques, comme les douleurs musculaires ou les irritations cutanées.
- **Bains et compresses** : Ajouter quelques gouttes d'huiles essentielles à un bain chaud ou à une compresse peut favoriser la détente et soulager le stress.

L'aromathérapie est une méthode polyvalente qui peut influencer l'état d'esprit, soulager les symptômes physiques, et favoriser un sentiment de bien-être global. Cependant, il est important de se rappeler que les huiles essentielles sont puissantes et doivent être utilisées avec précaution. Il est recommandé de consulter un professionnel de l'aromathérapie ou de la santé avant de commencer un traitement, en particulier si vous avez des allergies, des problèmes de peau ou des problèmes de santé spécifiques.

Guérison spirituelle

Méditation spirituelle

Exploration des questions spirituelles

La méditation spirituelle est une pratique qui encourage la réflexion profonde sur les questions spirituelles, les valeurs personnelles et les croyances. Elle offre un espace pour explorer la dimension spirituelle de l'existence, indépendamment de toute affiliation religieuse. Voici comment elle fonctionne :

- **Réflexion intérieure** : La méditation spirituelle commence par la réflexion intérieure. Elle invite à se poser des questions profondes sur le sens de la vie, la connexion avec les autres, et le but personnel. Cette introspection peut aider à clarifier les valeurs et les croyances qui guident votre vie.

- **Acceptation et non-jugement** : La méditation spirituelle favorise l'acceptation de soi et des autres, ainsi que le non-jugement. Elle encourage à observer ses pensées et ses émotions sans critique ni préjugé, favorisant ainsi une attitude de bienveillance envers soi-même et envers le monde.

Intégration du qi gong, du tai chi et du mantra

La méditation spirituelle peut être enrichie en intégrant des pratiques telles que le qi gong, le tai chi et le mantra. Ces éléments peuvent renforcer la dimension spirituelle de la méditation de différentes manières :

- **Qi Gong** : Le qi gong est une pratique chinoise qui combine des mouvements lents, la respiration consciente et la méditation. Il favorise la circulation de l'énergie vitale, ce qui peut renforcer la connexion entre le corps et l'esprit. Cette pratique aide à cultiver la conscience de l'énergie intérieure et de la présence spirituelle.
- **Tai Chi** : Le tai chi est un art martial chinois caractérisé par des

mouvements gracieux. Il favorise l'équilibre, l'harmonie et la conscience du moment présent, ce qui peut être intégré dans la méditation spirituelle pour renforcer la connexion entre le corps, l'esprit et l'âme.

- **Mantra** : Les mantras sont des phrases ou des mots sacrés récités de manière répétée. Ils peuvent être utilisés pour concentrer l'esprit, calmer les pensées, et favoriser la méditation profonde. Les mantras spirituels sont souvent utilisés pour se connecter à des dimensions plus profondes de la conscience et de la spiritualité.

L'intégration de ces pratiques dans la méditation spirituelle peut apporter une dimension plus profonde à votre exploration spirituelle, favorisant une meilleure compréhension de soi, une connexion spirituelle plus profonde, et une paix intérieure. C'est une approche personnelle et unique à chaque individu, qui peut être adaptée en fonction de ses besoins et de ses croyances.

Pratique religieuse

Rôle des rituels religieux

Les rituels et les cérémonies religieuses jouent un rôle central dans la vie spirituelle de nombreuses personnes. Ils ont pour objectif de renforcer la spiritualité et d'établir une connexion avec une puissance supérieure. Voici comment ils remplissent ce rôle :

- **Expression de la foi** : Les rituels religieux permettent aux individus d'exprimer leur foi et leur dévotion envers une divinité ou une tradition spirituelle. Ils sont un moyen de manifester sa croyance en pratiquant des actes symboliques.
- **Communauté** : Les rituels religieux rassemblent souvent des membres de la même communauté spirituelle.

Ils renforcent les liens entre les croyants et favorisent un sentiment d'appartenance à une communauté partageant des croyances similaires.

- **Sacré** : Les rituels sont conçus pour honorer le sacré. Ils marquent des moments importants dans la vie d'un individu, tels que les mariages, les funérailles, les fêtes religieuses, et d'autres événements significatifs.
- **Transformation personnelle** : Les rituels religieux peuvent favoriser la transformation personnelle. Ils offrent des occasions de réflexion, de pardon, et de recherche de guidance spirituelle.

Signification personnelle

La pratique religieuse a une signification personnelle profonde pour chaque individu. Elle est souvent liée à l'histoire personnelle, aux expériences de vie, et aux croyances intimes. Voici pourquoi la pratique religieuse revêt une telle importance pour de nombreuses personnes :

- **Réconfort** : La pratique religieuse peut apporter un sentiment de réconfort en offrant une réponse aux questions existentielles, en particulier en temps de crise ou de deuil.

- **Guidance morale** : Les valeurs et les enseignements religieux peuvent servir de guide moral dans la vie quotidienne, aidant les individus à prendre des décisions éthiques.
- **Espoir** : La foi religieuse peut apporter de l'espoir, en particulier face aux défis et aux adversités. Elle offre une perspective plus large sur la vie et ses épreuves.
- **Célébration** : Les pratiques religieuses incluent souvent des moments de célébration et de joie, tels que les fêtes religieuses, qui renforcent le sentiment de communauté et de partage.

La signification personnelle de la pratique religieuse peut varier considérablement d'une personne à l'autre, mais elle reste un aspect fondamental de la spiritualité pour de nombreux individus, les aidant à trouver du sens et de la guidance dans leur vie.

Connexion avec la nature

Bienfaits de la nature

La connexion avec la nature a un impact profond sur la spiritualité et la guérison. Elle offre de nombreux bienfaits qui favorisent le bien-être physique et mental. Voici comment le contact avec la nature peut contribuer à la spiritualité et à la guérison :

- **Sérénité** : La nature offre un environnement paisible et harmonieux qui favorise la sérénité. La simple contemplation d'un paysage naturel peut apporter un sentiment de calme et de tranquillité.
- **Reconnexion spirituelle** : La nature offre une opportunité de se reconnecter avec la spiritualité. De nombreuses personnes trouvent que

les espaces naturels inspirent la réflexion, la gratitude, et la méditation.

- **Réduction du stress** : Le temps passé dans la nature peut réduire le stress et l'anxiété. L'air frais, les paysages apaisants, et le chant des oiseaux ont un effet apaisant sur l'esprit.
- **Exercice physique** : La nature encourage l'activité physique, que ce soit par la randonnée, le vélo, ou la méditation en plein air. L'exercice en plein air favorise la santé physique et mentale.
- **Apprentissage et émerveillement** : La nature est une source inépuisable d'apprentissage et d'émerveillement. Observer la faune et la flore, étudier les étoiles, ou simplement marcher dans la forêt peuvent élargir les horizons et stimuler la curiosité.

Utilisation de cristaux

Les cristaux sont utilisés pour amplifier la connexion avec la nature et l'énergie environnante. Ils sont considérés comme des porteurs d'énergie et peuvent être utilisés de différentes manières pour renforcer la connexion avec la nature :

- **Méditation avec des cristaux** : Les cristaux peuvent être utilisés pendant la méditation pour intensifier la connexion spirituelle. Choisissez un cristal qui résonne avec vos intentions spirituelles, tenez-le dans vos mains, ou placez-le près de vous pendant la méditation.
- **Équilibrage énergétique** : Les cristaux sont utilisés dans le cadre de l'équilibrage énergétique pour harmoniser les chakras et favoriser un flux d'énergie positif à travers le corps.
- **Amplification des intentions** : Les cristaux peuvent être programmés avec des intentions spécifiques, telles que la guérison, la clarté mentale, ou la connexion spirituelle. Ils servent de rappels constants de ces intentions.
- **Décoration et aménagement** : Les cristaux peuvent être utilisés dans la décoration intérieure pour créer un environnement qui reflète la connexion avec la nature. Ils apportent beauté et énergie positive à l'espace.

L'utilisation de cristaux en combinaison avec une connexion avec la nature peut renforcer la spiritualité, favoriser la guérison, et créer un environnement propice à la réflexion et à la méditation. C'est une pratique personnelle qui peut être adaptée en fonction des préférences individuelles et des besoins.

Thérapie holographique

Thérapies alternatives

La thérapie holographique est une approche alternative qui se concentre sur le travail des énergies et des chakras, les centres d'énergie du corps. Elle est basée sur la croyance que le corps, l'esprit et l'âme sont interconnectés, et que les déséquilibres énergétiques peuvent contribuer aux problèmes de santé physique et mentale. Voici comment la thérapie holographique peut être utilisée pour travailler sur les énergies et les chakras :

- **Équilibrage énergétique** : La thérapie holographique vise à rétablir l'équilibre des énergies dans le corps en travaillant sur les blocages énergétiques et en favorisant la libre circulation de l'énergie.

- **Chakras** : Cette approche considère les chakras comme des centres d'énergie essentiels qui influencent la santé globale. Les praticiens de la thérapie holographique peuvent utiliser diverses techniques pour réaligner et équilibrer les chakras.
- **Réflexion spirituelle** : La thérapie holographique encourage la réflexion spirituelle en invitant les individus à explorer la signification de leurs expériences et de leurs émotions à un niveau plus profond.

Approche holistique

La thérapie holographique adopte une perspective holistique de la guérison spirituelle. Cela signifie qu'elle considère l'individu dans sa globalité, en prenant en compte les aspects physiques, émotionnels, mentaux et spirituels. Voici comment cette approche holistique se manifeste dans la thérapie holographique :

- **Interconnexion des niveaux d'existence** : La thérapie holographique reconnaît que les problèmes de santé peuvent découler de déséquilibres à différents niveaux d'existence, y compris le niveau spirituel. Elle vise à restaurer l'harmonie sur tous ces niveaux.

- **Introspection et auto-connaissance** : La thérapie holographique encourage l'individu à se plonger dans l'exploration de soi et à développer une compréhension plus profonde de ses propres énergies, émotions et croyances.
- **Guérison à long terme** : Plutôt que de se concentrer sur des solutions temporaires, la thérapie holographique vise à créer un changement durable en favorisant la guérison spirituelle et en renforçant la résilience spirituelle.

L'approche holistique de la thérapie holographique reconnaît que la guérison spirituelle est un processus continu qui englobe tous les aspects de l'individu. Elle vise à restaurer l'harmonie et l'équilibre dans la vie de chaque personne en travaillant sur les énergies et en encourageant la réflexion spirituelle.

Reiki

Équilibrage énergétique

Le Reiki est une méthode de guérison qui se concentre sur l'équilibrage des énergies spirituelles pour favoriser la guérison. Il repose sur l'idée que l'énergie vitale, ou "ki" (ou "qi"), circule à travers le corps, et que des blocages ou des déséquilibres de cette énergie peuvent entraîner des problèmes de santé physique, émotionnelle et spirituelle. Voici comment le Reiki peut être utilisé pour équilibrer les énergies spirituelles :

- **Transfert d'énergie** : Les praticiens de Reiki canalisent l'énergie universelle à travers leurs mains pour la transmettre aux récepteurs. Cette énergie est douce, apaisante et revitalisante.

- **Harmonisation des chakras** : Le Reiki vise à réaligner et à harmoniser les chakras, les centres d'énergie du corps, en travaillant sur les blocages énergétiques qui peuvent perturber le flux d'énergie.
- **Réduction du stress** : Le Reiki favorise la détente profonde, réduit le stress et l'anxiété, et permet une plus grande clarté mentale, créant ainsi un équilibre spirituel.

Séances de Reiki

Pour expérimenter les bienfaits du Reiki, il est fortement recommandé de participer à des séances de Reiki avec un praticien qualifié. Voici pourquoi les séances de Reiki sont une démarche bénéfique :

- **Expertise du praticien** : Les praticiens de Reiki sont formés pour canaliser l'énergie universelle de manière efficace et sûre. Leur expertise garantit une expérience de guérison optimale.
- **Détente profonde** : Les séances de Reiki offrent une expérience profondément relaxante, favorisant la guérison spirituelle en relâchant les tensions et en apaisant l'esprit.

- **Équilibrage énergétique** : Les praticiens de Reiki travaillent sur l'équilibrage des énergies du corps, favorisant ainsi la circulation harmonieuse de l'énergie vitale.
- **Soutien émotionnel** : Les séances de Reiki peuvent apporter un soutien émotionnel en aidant à libérer des émotions refoulées, en réduisant le stress, et en favorisant la résilience spirituelle.

Le Reiki est une méthode de guérison douce et holistique qui peut apporter un équilibre spirituel, une relaxation profonde et une harmonie à tous les niveaux de l'être. Les séances de Reiki avec un praticien qualifié sont une excellente façon d'explorer cette pratique et de bénéficier de ses bienfaits pour la guérison spirituelle.

Thérapie Magnétique

Comprendre la Thérapie Magnétique

La thérapie magnétique est une approche alternative qui utilise des aimants pour favoriser l'harmonie énergétique dans le corps. Elle se base sur la croyance que l'énergie magnétique peut influencer les processus biologiques et aider à rétablir l'équilibre énergétique. Voici comment la thérapie magnétique peut être utilisée pour favoriser l'harmonie énergétique :

- **Utilisation d'aimants** : Les aimants sont placés sur ou près du corps, généralement sur des zones spécifiques, pour influencer le champ magnétique du corps. Cette influence peut stimuler la circulation sanguine, réduire l'inflammation et favoriser la guérison.

- **Harmonisation énergétique** : La thérapie magnétique vise à harmoniser les énergies du corps en favorisant la libre circulation de l'énergie vitale. Elle peut être utilisée pour soulager la douleur, améliorer le sommeil, et renforcer la vitalité.
- **Réduction du stress** : La détente profonde provoquée par la thérapie magnétique peut réduire le stress et favoriser la relaxation, ce qui contribue à l'harmonie énergétique.

Expérimenter la Thérapie Magnétique

Pour expérimenter les bienfaits de la thérapie magnétique, il est recommandé de consulter un praticien qualifié. Voici pourquoi vous pourriez envisager de participer à des séances de thérapie magnétique :

- **Expertise du praticien** : Les praticiens de thérapie magnétique sont formés pour utiliser les aimants de manière précise et efficace, garantissant une expérience sécuritaire et bénéfique.
- **Soulagement de la douleur** : La thérapie magnétique est souvent utilisée pour soulager la douleur, que

ce soit liée à des problèmes musculaires, articulaires ou à d'autres sources.

- **Amélioration de la circulation** : Les aimants peuvent favoriser une meilleure circulation sanguine, ce qui contribue à la guérison et à l'équilibre énergétique.
- **Bien-être global** : La thérapie magnétique peut contribuer au bien-être global en renforçant la vitalité, en améliorant la qualité du sommeil, et en favorisant l'harmonie énergétique.

La thérapie magnétique offre une approche alternative pour l'harmonie énergétique et la guérison. Les séances avec un praticien qualifié peuvent vous permettre d'explorer cette méthode et d'expérimenter ses bienfaits pour votre santé et votre équilibre spirituel.

Outils Spirituels pour la Guérison : Bougie de l'Oreille, Cristaux et Mantras

Comprendre les Outils Spirituels

Les bougies de l'oreille, les cristaux et les mantras sont des outils spirituels utilisés depuis des siècles pour la guérison et l'harmonie spirituelle. Ils peuvent jouer un rôle significatif dans votre parcours de guérison spirituelle en favorisant la détente, la concentration et l'équilibre. Voici comment ces outils peuvent être utilisés pour la guérison spirituelle :

- **Bougie de l'Oreille** : La bougie de l'oreille, également connue sous le nom de "coning", est une méthode traditionnelle pour nettoyer les canaux auditifs et favoriser la détente. Elle implique l'insertion d'une bougie conique dans l'oreille, qui est ensuite allumée. La chaleur crée une légère aspiration, favorisant l'élimination de la cire d'oreille et la relaxation.

- **Cristaux** : Les cristaux sont utilisés pour amplifier l'énergie spirituelle et promouvoir l'harmonie. Chaque cristal a des propriétés uniques, et le choix dépend des intentions spirituelles. Les cristaux peuvent être portés, tenus dans les mains pendant la méditation, ou placés dans des espaces pour équilibrer l'énergie.
- **Mantras** : Les mantras sont des phrases ou des mots sacrés récités de manière répétée pour favoriser la concentration et l'élévation spirituelle. Ils sont utilisés dans la méditation pour calmer l'esprit, se concentrer sur des intentions spirituelles, et favoriser la guérison intérieure.

Expérimenter ces Outils Spirituels

Pour expérimenter les bienfaits de ces outils spirituels, voici quelques raisons pour lesquelles vous pourriez envisager de les intégrer dans votre pratique spirituelle :

- **Détente et purification** : Les bougies de l'oreille sont idéales pour la détente et la purification des canaux auditifs, favorisant un sentiment de légèreté et de bien-être.
- **Amplification de l'énergie spirituelle** : Les cristaux peuvent renforcer vos intentions spirituelles, vous aider à vous connecter avec des énergies supérieures, et favoriser la guérison spirituelle.
- **Concentration et élévation spirituelle** : Les mantras sont d'excellents outils pour la concentration, la méditation profonde, et l'élévation spirituelle. Ils peuvent aider à calmer l'esprit et à se connecter avec des dimensions spirituelles plus profondes.

L'expérimentation de ces outils spirituels peut être une démarche personnelle et significative pour favoriser la guérison spirituelle, la détente, et l'élévation de la conscience. Les bienfaits de ces outils dépendent souvent de la régularité et de la conviction que vous y mettez. Ils peuvent

compléter d'autres pratiques spirituelles et
contribuer à votre bien-être global.

CONCLUSION

En conclusion, la guérison mentale, physique et spirituelle est un voyage personnel vers le bien-être complet. Dans ce court livre, nous avons exploré une variété de pratiques saines qui peuvent vous aider à atteindre cet équilibre essentiel dans votre vie. De la méditation à la thérapie, en passant par la connexion avec la nature et l'utilisation d'outils spirituels, ces approches offrent des moyens concrets d'améliorer votre santé mentale, physique et spirituelle.

Il est important de se rappeler que la guérison est un processus continu qui nécessite de la patience, de la pratique et de la persévérance. Chacune de ces pratiques peut être adaptée à vos besoins personnels, que vous cherchiez à réduire le stress, à trouver la paix intérieure, à renforcer votre santé physique, ou à explorer votre dimension spirituelle.

Enfin, il est recommandé de consulter des professionnels qualifiés lorsque vous explorez ces pratiques pour vous assurer de les utiliser de manière efficace et sécuritaire. Que vous choisissiez la méditation, la thérapie, la connexion avec la nature, ou l'utilisation d'outils spirituels, nous espérons que ces informations vous guideront sur votre chemin vers une vie plus saine et équilibrée. La guérison est à portée de main, et elle commence par l'engagement envers votre propre bien-être.

www.ingramcontent.com/pod-product-compliance
Lightning Source LLC
Chambersburg PA
CBHW061010260726

48661CB00005B/2148